AF459648

INFLUENCE
DU SYSTÈME CELLULAIRE
SUR LA SANTÉ ET SUR LE MORAL
DES PRISONNIERS,

PAR J.-M. GERBAUD,

Docteur en Médecine, Maître en Pharmacie,

MEMBRE DE L'ACADÉMIE DES SCIENCES ET BELLES-LETTRES DE MACON, DE L'ACADÉMIE DES SCIENCES, BELLES-LETTRES ET ARTS DE DIJON, DES SOCIÉTÉS NATIONALES DE MÉDECINE DE BORDEAUX, TOULOUSE, MARSEILLE, MONTPELLIER, NIMES, CAEN, TOURS, ANGERS, NANCY, STRASBOURG, DE L'ACADÉMIE DES SCIENCES NATURELLES DE BRUXELLES, DE LA SOCIÉTÉ DE MÉDECINE D'ANVERS.

—

Ouvrage Couronné.

—

« Il n'y a ni rang, ni condition, ni droiture de cœur,
» ni prudence, ni circonspection, qui puisse donner à
» qui que ce soit le droit de conclure qu'il est pour tou-
» jours désintéressé dans la question. »

Sir Michel Portet.

LYON,

IMPRIMERIE DE BOURSY FILS,

Grande rue Mercière, 66.

1852.

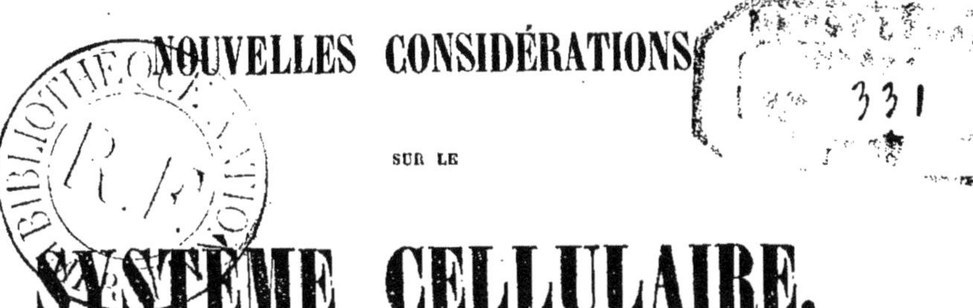

NOUVELLES CONSIDÉRATIONS

SUR LE

SYSTÈME CELLULAIRE.

Dans notre Mémoire (1), couronné en 1843 par la Société de médecine de Bordeaux, nous avons posé les principes généraux qu'admettent tous les réformateurs sages et éclairés, qui ont examiné le problème indéterminé qui nous ocupe, principes renfermés dans cette formule : « Tout système pénitentiaire doit embrasser la vie du détenu dans toutes ses situations : avant, pendant et après le jugement, sans oublier le temps de la libération. »

Nous avons décrit les quatre situations qui renferment l'existence pénale des prisonniers :

1° Translation d'un lieu à un autre ;

2° Prévention et accusation ;

3° Accomplissement de la peine ;

4° Expiration de la peine, libération ou rentrée dans la société.

Dans le même traité sur les prisons, nous avons insisté, et dans ces nouvelles considérations, nous insistons de nouveau, avec plus de force que jamais, pour qu'aucune relation ne soit permise entre les condamnés et les prévenus. Les enfants surtout seront soigneusement sé-

(1) *Physiologie des divers systèmes pénitentiaires.*

parés de tout ce qui contribue à pervertir les mœurs. Ils ont des dangers ineffables à redouter des actes, des discours et des instructions des convicts, qui s'étudient à enfreindre les lois de la société. Leur séparation ne saurait être trop complète. Un instant de contact avec ces héros du désordre et du crime suffit pour souiller toute leur existence.

Les mœurs des prévenus sont sous la sauve-garde de l'administration publique. Quand l'administration reçoit les prévenus purs, elle doit les rendre tels à la société; s'ils sont déjà corrompus, elle ne doit pas souffrir que cette corruption s'accroisse, encore moins qu'elle soit contagieuse.

La rigueur de l'isolement produit des résultats inappréciables, surtout dans certaines situations d'âge et de position. Son application sévère et bien dirigée ménage toutes les susceptibilités. Par ce moyen, l'État pourvoit au malheur, à l'innocence présumée, aux intérêts de la vindicte publique et de la justice.

Cette mesure prépare le succès et la perfection de tout système pénal. Par sa pratique, le séjour dans les maisons d'arrêt et de justice n'imprime plus de flétrissure morale : la pudeur du sexe, l'innocence de l'enfance, l'honneur de l'âge mûr y trouve une protection assurée.

Mais à quoi bon, avons-nous dit, tant de précautions, tant de bienfaits, tant de rigueurs, si l'action du Gouververnement s'arrête au moment où le détenu franchit le seuil de la prison?

Au lieu de l'abandonner à lui-même, c'est alors qu'il est urgent pour l'autorité de le couvrir de sa protection, de le diriger, par les voies de la bienfaisance, au sein de cette société qui lui doit pour assistance le travail, des exhortations amies, des encouragements au bien, ressources nécessaires au malheur et à la faiblesse.

Loin de trouver dans nos institutions sociales cet accueil bienveillant, ce patronage du pouvoir, le libéré est repoussé par l'opinion; partout encore, à son tour, le doigt tracassier de la haute police désigne aux regards l'infamie qui pèse sur sa tête.

Que devenir dans cette terrible situation? Les mieux intentionnés poursuivent une chimère, l'espoir d'obtenir du travail! Mais cet espoir s'évanouit bientôt, parce que la reconnaissance, l'espionnage, l'embauchage et la dénonciation sont là qui attendent les plus fermement amendés.

Le zèle de la charité publique, dont la force serait au-dessus des mobiles humains les plus énergiques, s'il était plus étendu et toujours applicable, ce principe d'action morale peut-il suppléer à tout et être coordonné en raison de la multiplication de tant de besoins variés?

Nous encourageons de toutes nos sympathies le patronage des libérés; nous désirons voir cette association pour la réforme couvrir la France et l'Europe. Mais cette protection, toute de bienveillance, a besoin de devenir obligatoire pour le Gouvernement, et de remplacer la surveillance de la haute police, qui est contraire à tous les principes d'amélioration. Cette surveillance ne remplit aucune des conditions que réclament l'amour du prochain, l'esprit de charité et de prévoyance; elle inspire et provoque, en général, le dégoût et la révolte.

Nous avons heureusement d'autres ressources. Fondons des colonies agricoles, créons et consacrons partout des établissements industriels pour offrir un refuge à ces hommes régénérés par la religion, la règle, l'éducation et le travail.

Nous avons examiné et discuté sérieusement la valeur des trois régimes pénitentiaires existants :

1° Libre communication des détenus ;

2° Séparation de nuit, travail en commun pendant le jour, avec silence absolu (séparation morale) ;

3° Séparation de jour et de nuit, avec ou sans travail.

Le premier système n'en est plus un ; le temps et l'expérience en ont fait justice.

Le second système soumet le prévenu et le condamné à des règles irritantes, vexatoires, à la reconnaissance de collége après la libération. Tel qu'il est actuellement constitué, il est défectueux.

Après avoir pesé tous les inconvénients de ces divers systèmes, nous avons donné une approbation complète à l'adoption du confinement solitaire avec travail, pour la prévention et les peines qui n'excèdent pas un an de détention.

Nous avons formulé cette opinion, d'abord comme médecin, parce que sa sévérité dans l'exercice a une durée bornée, qui ne peut contrarier que faiblement les règles d'une bonne hygiène. Un air pur, une nourriture saine et suffisante, un abri contre le froid, un travail quelconque, voilà ce qui est tout-à-fait indispensable à la santé.

Ensuite, comme moraliste, nous avons formulé la même opinion ; le prisonnier qui reçoit tous les adoucissements compatibles avec sa situation : — la visite de son défenseur, celle de son directeur, celle de l'aumônier, des gardiens et parfois de ses parents, qui, tous à l'envi, lui donnent des exhortations pour le conduire au repentir, — n'est pas sacrifié à ce temps d'épreuves.

Nous avons répondu aux adversaires déclarés et absolus de ce système, que les communications qui, dans son application, paraissent de prime-abord si restreintes, n'existent pas toujours à ce point dans nos ateliers, dans nos fabriques, au milieu des travaux divers où l'ouvrier est naturellement et forcément isolé, avec le mot de liberté, il est vrai, dans la bouche, mais non dans la pratique.

Par l'isolement, nous l'avons démontré, le prévenu est éloigné de la fréquentation de ceux qui peuvent blesser ses mœurs, outrager ses sentiments et dépraver son caractère. Point d'immorales associations! Son honneur, sa vertu, sa pudeur, sa santé, toutes ces prérogatives qui embellissent la nature de l'homme, n'ont point d'écueils à redouter.

Cette solitude, s'il est innocent, le laisse en paix avec sa conscience, et ses réflexions ont toute la douceur de la retraite. S'il est coupable, capable de réflexion, et non encore dégradé, il commence à avoir le repentir de sa faute par l'effroi de sa nouvelle situation.

L'isolement, du moins pour le prévenu, est un privilége que la société a intérêt et obligation de maintenir. Pour le prévenu, il n'y a pas d'alternative entre la séparation et la contamination.

Les partisans fanatiques de ce système, sans doute parce qu'il est américain, prétendent que le confinement solitaire est le plus efficace de tous les châtiments, à cause des privations qui l'accompagnent. « Sa sévérité, disent-ils, abandonne la victime au désespoir et livre l'âme du coupable aux sombres terreurs de la solitude. »

Quand nous voulons limiter la durée du régime cellulaire, nos sympathies pour la souffrance du coupable ne vont pas jusqu'à oublier l'impunité; nous désirons bien sincèrement que la gène ou les tourments de l'emprisonnement aient pour résultat d'imprimer à tout jamais dans l'esprit du coupable le souvenir de la peine réservée à la violation des lois; mais nous savons, — ce n'est pas par pitié que nous faisons nos réserves, — que les corrections les plus sévères perdent ce qu'elles ont de terribles par l'habitude. Aussi préférons-nous mettre en regard de la terreur du châtiment le moyen de l'abréger, « *l'amendement.* »

Le régime cellulaire c'est la peine à subir, sa durée ne devrait avoir rien de fixe et dépendre de la conduite. Il faut dans la vie pénale, comme dans la vie civile, des encouragements; les plus nobles sentiments ne se soutiennent que par l'éclat et l'espoir des récompenses, quelles qu'elles soient.

Ces prémisses posées, nous nous sommes attaché à démontrer que la vie sédentaire, dans toutes les circonstances qui l'accompagnent, a pour effet d'affaiblir l'organisation, et de la disposer aux infirmités du corps et de l'âme.

Nous avons donné des exemples de ses effets pernicieux dans toutes les situations où elle est exagérée: dans la vie domestique, dans les travaux continus d'intérieur, dans les communautés comme dans les prisons, partout où l'exercice du corps ne reçoit pas son entier développement, et où aucune lumière ne frappe l'intelligence; le vice peut dormir, mais la vertu ne veille pas.

En considérant les causes morales des maladies humaines, nous avons encore été conduit à reconnaître que la vie sédentaire dans la prison, principalement pour ceux qui n'ont pas abdiqué tous les sentiments de l'instinct honnête, entraines avec elle, à la longue, toutes les passions débilitantes, développe les prédispositions et hâte toutes les affections morbides. Puis, les lésions organiques ou vitales revêtent dans ces funestes asiles, des symptômes de désordre, de trouble, de malignité, analogues aux pernicieuses influences auxquelles le condamné est exposé.

Une nourriture peu tonique, bien plus, le défaut d'exercice, l'ennui, le découragement, tout ce concours d'événements dans lesquels vit le prisonnier, préparent et donnent accès à tous les éléments pathologiques, sans oublier la funeste influence de l'onanisme qui exerce dans la cellule tout son empire: cette jouissance meurtrière est une vengeance contre les rigueurs de l'isolement.

Nous avons établi ailleurs avec soin les effets variés de l'emprisonnement cellulaire sur les facultés physiques et morales ; ces effets diffèrent en raison des sentiments et des circonstances qui prévalent chez les détenus. Le grand calme dans la cellule, c'est l'engourdissement du corps et de l'âme, c'est la marche restreinte de la vie organique. Qu'on ne s'y trompe pas, cet homme livré à toutes les tortures, ce n'est pas le coupable réformé, mais le coupable qui perd les attributs de l'homme, et descend chaque jour les degrés de l'échelle animale. Quand un homme n'a plus de passions, quand il a perdu la sensibilité, s'il n'a plus de vices, il n'a plus de vertus. Et voilà cependant l'être dégradé qu'on rendra à la société, à l'expiration de sa peine.

Dans l'étude éclairée et impartiale de l'homme, on apprend bientôt qu'on ne gagne rien à l'avilir ; en vain cherche-t-on à le dompter par la force, ce n'est pas le moyen de le convaincre, de le rendre à la vertu et de lui faire apprécier les bienfaits de la vie sociale.

Il importe de le punir sans le flétrir, sans le dégrader dans sa propre estime. N'est-ce pas souvent par une méfiance déplacée, que les maîtres suggèrent à leurs domestiques l'envie de manquer de fidélité! Par la condamnation à la cellule à long terme, quand vous ne dégradez pas le prisonnier, vous ne l'arrachez pas non plus à la funeste persuasion où vous l'avez conduit, qu'il est incapable de retourner au bien.

Nous avons cité dans le temps les opinions diverses sur les avantages et sur les inconvénients de ce système; nous ne faisons ici que les effleurer. Nous croyons avoir prouvé péremptoirement que l'emprisonnement solitaire est une peine très inégale, suivant la différence des caractères et des habitudes.

Nous avons adopté l'opinion des membres de la Société de Boston, qui regardent le régime cellulaire comme un châtiment terrible pour l'homme dont l'esprit est cultivé et la sensibilité développée, mais comme une peine comparativement légère pour les hommes lourds et ignorants, qui n'ont que des appétits grossiers.

L'inégalité de ses effets sur le physique et sur le moral, nous a porté à ne pas en permettre l'extension au-delà des limites d'une peine disciplinaire, relative au naturel et à la constitution du condamné; temps d'expiation suffisant pour l'homme qui n'est pas entièrement dépravé. Qu'importe la solitude aux condamnés qui ne suivent que les caprices impérieux de leur brutal instinct?

La fierté de l'âme ne se régénère jamais dans l'humiliation continue et la douleur indéfinie. Il faut à l'homme des émotions passionnées pour le bien. Il a besoin de témoins pour marcher à la perfection. Il est à propos encore de deviner ses inclinations, ses affections, et de savoir s'en servir. Il n'est pas inutile non plus de tirer parti de sa vanité et de sa faiblesse pour le réconcilier avec les idées d'ordre et de justice. Sa jalousie, son amour-propre, son ambition, la plupart de ses passions peuvent être employées à sa conversion. L'homme est une matière flexible qu'une intelligence habile a le pouvoir de façonner.

Il n'entre pas dans notre plan de figurer de nouveau dans ce cadre les types variés des détenus, l'habitué des prisons et l'habitué des bagnes.

L'histoire des prisons, dit Moreau, est celle de tous les lieux, de tous les rangs, de toutes les existences: là se remuent, se concentrent tous les instincts, toutes les passions, toutes les opinions, toutes les énergies; c'est là qu'il est bon de pénétrer pour juger l'état moral d'un pays.

Dans l'empire du vice, *le travail* c'est le meurtre, le vol, le faux;

Le point d'honneur c'est le cynisme, l'absence du remords, la dérision de tous les principes :

La science, c'est une jurisprudence anti-sociale, habile à éluder, à violer, à vaincre toutes les lois ;

Les cabinets d'étude et les ateliers, ce sont les cabarets et les lieux de débauche ;

Le domicile, c'est une communauté de vagabondage ;

Le mariage, une communauté de prostitution ;

La prostitution, c'est la religion de cet empire.

La France compte 19 maisons centrales, 3 bagnes, 86 maisons de justice, 362 maisons d'arrêt, 2,800 prisons de canton, 2,238 chambres de sûreté, 39,000 salles de police. Qu'on juge des forces de cet empire! Sans compter que toús les crimes qui méritent la prison ne sont pas dans le Code pénal, ni tous les criminels dans les pénitenciers.

A notre point de vue, nous divisons les prisonniers en deux classes :

PREMIÈRE CLASSE. — Condamnés pour une première faute.

DEUXIÈME CLASSE. — Condamnés récidivistes.

La première classe se partage en deux genres :

PREMIER GENRE. — Condamnés à un an ou à moins d'un an de détention.

DEUXIÈME GENRE. — Condamnés à plusieurs années.

Pour les condamnés du premier genre, ainsi que pour les prévenus, nous demandons l'emprisonnement cellulaire jusqu'à la libération.

Les condamnés du second genre forment plusieurs séries.

Première Série. — Elle est composée de tous les condamnés qui n'ont pas dix-huit ans révolus.

Ces jeunes condamnés entrent dans les maison de correction, fondées par la charité, la religion et le gouvernement.

Avec le patronage des femmes et des enfants abandonnés des détenus, nous maintenons le patronage des jeunes délinquants. Ces condamnés sont souvent plus à plaindre qu'ils ne sont coupables; ils sont souvent les innocentes victimes du défaut d'éducation, de l'abandon, de la misère, des mauvais exemples ou des conseils même de leurs parents.

Avant comme après l'incarcération, ils sont dignes de toute la sollicitude de la société.

Pour exécuter convenablement ce projet, il est urgent d'avoir sur plusieurs points du territoire de vastes établissements coloniaux, où ils seront élevés comme à Mettray, à Citeaux, sous une direction éclairée, morale, religieuse, où ils recevront l'instruction première, où ils apprendront un état, contracteront l'amour du travail, se formeront à la discipline et à l'obéissance, par la soumission forcée aux réglements de la maison.

Le patronage bienveillant et isolé de la charité, comme nous le verrons bientôt, ne saurait suffire; quels que soient les succès de sa propagande.

Deuxième Série. — Condamnés de dix-huit à trente ans inclusivement.

Après un an de la peine cellulaire, les condamnés de cette série, qui manifestent des regrets du passé et qui n'ont pas cessé de témoigner un repentir sincère, obtiennent de passer au choix, d'après leur classement dans le tableau de la régénération, sous le patronage de leur famille, si elle offre une caution morale convenable, ou bien sous le patronage des citoyens qui veulent bien se rendre caution de leur avenir. A défaut de ces garanties, ils sont colonisés à l'intérieur, dans les colonies préparatoires à la libération.

Les condamnés de cette série, rebelles à la réforme cellulaire, passent dans la colonie disciplinaire, avec redoublement de fatigue et de sévérité.

Troisième Série. — Condamnés de trente à cinquante ans.

Après un an du régime cellulaire, les condamnés repentants de cette série sont accueillis par le patronage ou colonisés à l'intérieur. Nous tenons à la séparation des âges ; cette séparation a une grande importance administrative et réformatrice.

Les incorrigés de cette série sont aussi relégués dans la colonie ou les travaux disciplinaires.

Troisième Série. — Condamnés de cinquante ans et au-dessus.

Après avoir subi un an de la peine cellulaire comme les précédents, les condamnés corrigés jouissent des avantages du patronage ou de la colonisation intérieure ; et, dans cette colonie, en raison de l'âge des condamnés qui ne leur permet pas d'apprendre un nouvel état, ceux qui en ont un sont occupés aux travaux qu'ils connaissent, corderie, menuiserie, forge, marbrerie, ébénisterie, boulangerie, etc.

Les incorrigés de cette série passent, comme les autres, dans la colonie ou les établissements disciplinaires.

Nous avons fait de ces colonies agricoles intérieures, une condition de liberté préparatoire.

A la sortie de ces colonies ou des établissements industriels qui y sont annexés, les condamnés sont pourvus d'un livret et rentrent sans surveillance dans la société.

Ceux qui auront pris un goût décidé pour l'agriculture, qui craindraient de rentrer dans leurs foyers, ou qui n'auraient ni famille, ni attachement, ni affection pour le sol natal, ces libérés auront la faculté de passer dans nos colonies d'Afrique, au même titre que les colons ordinaires qni n'ont pas failli, c'est-à-dire en qualité de concessionnaires.

Il est bien entendu que les récidivistes ne seront jamais mêlés aux condamnés de cette première classe.

Les incorrigés des trois séries de la première classe ont résisté à toutes les rigueurs de la cellule, aux exhortations amies de l'administration, de la religion, à toutes les tentatives de l'expiation ; en persistant dans leurs erreurs, ils restent en guerre ouverte avec la société, et la société conserve le droit de précaution que commande sa légitime défense. Ce défaut d'amendement exige une colonie à part et un supplément de peine. Il va sans dire que ceux qui résisteront à ce dernier moyen seront internés hors de la métropole, à leur sortie de la colonie disciplinaire.

La dissémination de ces hommes aux mauvais instincts, de ces hommes incorrigés, contre lesquels l'amour du bien a usé infructueusement ses séductions et ses rigueurs, la rentrée, disons-nous, de ces libérés au milieu de la masse honnête des citoyens serait loin de les ramener aux habitudes d'ordre, de probité et de travail.

Les libérer, en les internant sur un point circonscrit et éloigné, et leur ouvrir des travaux libres dans une région déterminée, c'est leur donner les moyens de vivre et de n'être pas à charge à la société.

Nous traitons les incorrigés comme des incurables, en les constituant en société d'hommes pervertis et toujours aliénés, dont la condition réclame une surveillance continue, qu'on ne peut efficacement et moralement exercer dans la société. Dans la situation où nous les plaçons, nous leur accordons des remèdes non interrompus, le travail et la discipline.

Tant qu'un condamné n'a pas donné des preuves d'amendement, il n'a pas payé sa dette à la justice ; il ne saurait réclamer son droit à une libération entière, à l'expiration du temps assigné à la durée de sa peine. Nous exigeons qu'il donne des preuves de ses dispositions à se rendre digne un jour de rentrer dans l'association.

En débarrassant la métropole et nos grandes villes des

libérés surveillés, on coupe court à tous les dangers qui résultent de la résidence et de la surveillance. Pour donner à l'intimidation son véritable caractère, nous ravissons à ces natures rebelles les deux biens les plus précieux, la famille et la mère-patrie.

La surveillance de la haute police qui, aujourd'hui, les poursuit partout, obtient généralement un effet contraire aux vœux et aux besoins de la société.

Il n'y a qu'un moyen de remplacer la surveillance de la haute police, surveillance *observatrice* sur les libérés amendés, surveillance *coërcitive* sur les libérés impénitents, c'est par le patronage du Gouvernement (institutions coloniales) ou par le patronage de la bienfaisance publique (caution morale).

Le patronage du Gouvernement est toujours possible et assuré. Le patronage de la charité est souvent impuissant.

Les honnêtes gens ne peuvent consentir à être journellement en rapport avec des criminels dont le repentir est équivoque. Ne cessons toutefois d'encourager ce mode de réhabilitation, le plus digne de notre temps.

La perspective de cette libération accordée à la bonne conduite, est le mobile le plus séduisant pour convier le coupable à l'amendement. Si quelque chose peut réveiller dans l'esprit du condamné les notions du bien et du mal, le ramener à des réflexions morales et le relever à ses propres yeux, c'est la possibilité d'atteindre à la plus précieuse des récompenses, celle qui porte l'homme à opérer des prodiges, la liberté.

Nous avons donc deux moyens qui nous permettent d'accorder une liberté préparatoire aux condamnés réformés par un an de l'application du régime cellulaire : le patronage de la charité, de la famille, avec caution morale, et le travail dans les colonies intérieures ou dans les ateliers annexés à ces pénitenciers.

Cette liberté préparatoire trouve sa garantie dans la reconnaissance, l'émulation et la discipline; elle prépare aux condamnés des ressources pour leur libération définitive, et facilite leur reclassement, soit dans la société ordinaire, soit dans les colonies libres. La liberté préparatoire, par le patronage des citoyens ou de l'Etat, protége les libérés dans l'avenir par une salutaire direction vers le bien, en les restituant à l'indépendance et à la liberté, en les rendant meilleurs, en les défendant contre eux-mêmes, afin que la société n'ait pas à se défendre contre eux.

C'est par la puissance de la règle, par l'autorité d'une discipline uniforme, invariable, qu'on parvient à combattre les mauvais penchants et à faire ressortir, en le développant, tout ce qu'il y a de généreux et de noble dans le cœur de l'homme.

Telle est la tâche de charité, de moralisation, d'ordre public que s'impose le patronage privé et public.

Les institutions de Clairvaux, de Fontevrault, de Loos et de Gaillon font espérer de grands résultats des travaux en commun appliqués à l'agriculture; c'est-à-dire l'affermissement de la santé des détenus, le remplacement des bras que l'industrie des villes enlève aux travaux des champs, enfin une notable diminution dans les frais de l'éducation correctionnelle.

Cette libération préparatoire, ce patronage moral doit être étendu à tous les libérés qui s'offrent à mener une vie probe et laborieuse.

Le cautionnement, proposé pour la libération des condamnés, est un privilége pour la fortune. En matière criminelle, l'égalité absolue est un dogme sacré; c'est un sacrilége que d'y porter atteinte.

A nos yeux, le plus puissant élément de réforme morale, c'est la culture des terres, déjà introduite à Berne, dans le régime de la prison.

A Berne, les condamnés travaillent pour le compte de l'administration, ou l'administration les loue à des particuliers; dans ce dernier cas, le prix des journées est versé dans la caisse de la prison. L'administration, au besoin, prend à bail des terres arables à peu de distance de la prison; elle fait exploiter ces terres par les détenus, comme le fait un régisseur de ferme. On y cultive des pommes terre, des céréales, etc.

Il existe en France, dans un bon nombre de départements, des terres incultes, souvent par milliers d'hectares; livrons-les aux bras des condamnés, elles seront défrichées, ensemencées.

Nous avons des terrains humides, marécageux, fiévreux, nous en obtiendrons l'assainissement par l'ouverture de fossés, de canaux d'écoulement. En portant la fertilité et l'hygiène dans ces contrées, nous réhabiliterons les mœurs, la discipline; nous donnerons même un état; nous ferons cesser la monotonie et l'ennui de la prison, qui découragent, désespèrent, mais moralisent rarement.

Quelques gardiens suffisent pour surveiller, maintenir l'ordre, la discipline; un gardien suffit à une escouade de vingt hommes. On peut même récompenser par des places de gardiens, les condamnés qui ont conservé et toujours donné des preuves d'amendement, lorsqu'ils n'ont pas de famille ou qu'ils craignent de rentrer dans la société; ces surveillants auront des notions d'agriculture, et se familiariseront rarement avec les condamnés.

C'est une grande faveur pour les condamnés, dit Moreau Christophe, d'être employés aux travaux du dehors et surtout de l'agriculture ; tous les condamnés ambitionnent de l'obtenir. Ces travaux sont aussi plus productifs que ceux de la prison.

Aucun condamné ne cherche à s'enfuir. A Mettray, point de murailles, point de fossés, point de gendarmes, et cependant point d'évasion ; bien que le vagabondage et la paresse aient pour cette population d'irrésistibles attraits. Comme à Mettray, le réglement sera sévère. Les condamnés n'ont droit qu'au strict necessaire; chacun d'eux est obligé d'exécuter sa tâche avec exactitude et soumission.

Qu'y a-t-il donc pour dominer ces êtres pervers, capricieux, insoumis dans la vie libre? La puissance et la sagesse de la direction; puis, ce moralisateur merveilleux qu'on appelle le travail en plein air, ce travail qui est la véritable industrie de l'homme dans l'état naturel, travail où il puise les bienfaits de la vie et de la providence. Cet adoucissement, cette liberté préparatoire du système pénitentiaire achève par son action salutaire sur les condamnés le bienfait de la réforme opérée ou commencée dans la prison.

Cette réhabilitation anticipée redresse le coupable, le revivifie; c'est le baptême civique qui efface jusqu'aux dernières traces de l'infraction ; elle le relève le plus souvent de toutes les incapacités qui l'avaient fait déchoir de sa qualité d'homme et de citoyen.

Aux hommes politiques, encore les travaux des champs. La fatigue du corps, les influences du ciel, le travail continu, sont des ressources précieuses pour dissiper les désordres de l'intelligence, rendre à l'âme sa sérénité, et au jugement toute sa lucidité. En général, cette classe de détenus est la plus incorrigible. La cellule surexcite le cerveau de cette sorte de condamnés; la cellule leur permet la conception de mille projets de trouble, d'émeute, de renversement, de vengeance. La cellule, nous l'avons prouvé par des faits, est loin d'éteindre l'amour des conjurations.

Toutefois, il y a parmi les détenus politiques des catégories distinctes: les organisateurs et les hommes d'action. Parmi les premiers, nous avons des politiques de raison, de position, d'éducation.

A toutes les convictions sincères, droites et éclairées, des adoucissements dans les travaux; aux hommes d'action, à ces natures nées pour le désordre, des travaux durs et sans relâche après l'essai de la cellule.

Aux conspirateurs aventureux, qui aiment le bouleversement, par paresse, par inconduite, des travaux pénibles qui ne permettent pas de discourir, de réfléchir et d'enfanter de nouvelles combinaisons anarchiques pour l'époque de la libération.

RÉCAPITULATION SUR LES CONDAMNÉS A UNE PREMIÈRE FAUTE.

Les résultats constatés du régime cellulaire, — peu importe le terme dans le système en vigueur, — ne permettent pas de supprimer la surveillance de la haute police à l'époque de la libération. Cette surveillance est immorale et funeste aux mieux intentionnés; nous en demandons l'abrogation, et nous y suppléons à l'aide des mutations de peine que nous graduons et faisons parcourir aux condamnés avant leur régénération et leur libération.

Le système cellulaire est doué d'une efficacité par trop incontestable, pour la prévention et les peines correctionnelles qui ont une durée très limitée, pour ne pas l'appliquer aux détenus qui se trouvent dans ces conditions.

Sans les motifs qui se déduisent des propositions qui précédent, nous n'en aurions pas fixé la durée, ses effets étant prompts et variables. L'âme, en effet, qui n'est pas disgraciée, le cœur qui a encore un peu de droiture....; ces naturels ont à peine besoin d'intimidation et d'exhortation. Aussitôt l'acte commis, aussitôt l'erreur reconnue, aussitôt suit le repentir.

Si les passions irascibles ont seules poussé à la faute; le repos et l'éloignement de l'objet suffisent souvent pour apprécier son erreur et en sentir le regret, sans que les exhortations au bien, et la religion avec sa parole onctueuse, sa morale affectueuse, interviennent pour corriger les effets d'un fatal entraînement.

Si le condamné n'est pas d'un naturel pervers, mais s'il a vécu dans le vagabondage, dans un milieu contagieux, s'il a respiré long-temps l'air infect du vice, si son état est le fait de l'éducation où il a vécu : un an de cellule, avec tous les moyens qu'on lui offre de revenir à résipiscence, ne suffit-il pas à lui faire prendre en horreur son passé et sa position ?

Le condamné réfractaire, nous l'avons déjà dit, c'est un incurable. A la colonne d'observations on inscrit chaque mois ces mots : *Traitement nul; à maintenir.*

On nous objectera ici tous les dangers que l'on coure à remettre en communauté des hommes qui sont tombés; nous y répondons uniquement aujourd'hui par l'engagement des condamnés de persister dans leur retour au bien. La plupart seront fiers de justifier la confiance de l'autorité qui leur accorde une liberté préparatoire, à la condition d'une soumission exemplaire. Or donc, au sortir de la cellule, après un an de retraite, le condamné est placé sous le patronage ou il entre dans la colonie; là, il est livré à l'agriculture ou aux travaux qui y sont annexés. Les travaux qui composent le service de la colonie reçoivent les plus faibles, ceux qui ayant déjà un état, et qui ayant mérité de bonnes notes dans la cellule, désirent le continuer; autrement tous les hommes de peine et tous ceux qui n'ont pas mérité d'avoir des droits à ces faveurs, sont destinés aux occupations agricoles.

RÉCIDIVISTES, DEUXIÈME CLASSE DE CONDAMNÉS.

Pécher de nouveau après un premier pardon, c'est se moquer de la loi. *Consuetudo peccandi auget peccatum et pœnam.*

L'aggravation de la peine est, dans cette circonstance, conseillée par la raison et par la justice. Elle a besoin d'être consacrée par la loi et suivie par le juge dans toutes les matières criminelles et correctionnelles ; autrement il y aurait attentat flagrant à cet axiome fondamental de notre droit public: « Egalité des peines et de la justice; égalité de tous devant la loi. »

L'insuffisance de la répression, surtout envers les coupables récidivistes, est reconnue dans la pratique judiciaire, et une réforme sur ce point est demandée dans la législation par tous les hommes compétents. Une fausse philanthropie a maintenu le régime actuel, qui est contraire aux intérêts de la société et aux principes de la morale.

Pour les récidivistes, la cellule et les autres moyens

d'intimidation deviennent inutiles. Mieux vaut la communauté, où la fatigue du corps et les dangers des travaux ne sont pas ménagés. Qu'on leur réserve ces assainissements meurtriers exécutés trop souvent par des ouvriers honnêtes.

Il est indispensable d'établir, à cet effet, pour cette classe de condamnés une colonie spéciale. L'isolement ayant été une première fois impuissant, les récidivistes ayant manqué aux promesses faites dans la colonie préparatoire, ces rechutes annoncent des instincts indomptables; toutes les ressources d'un nouveau confinement solitaire n'auraient pas plus d'efficacité; de nouvelles tentatives de réforme, ainsi dirigées, seraient une charge pour l'administration et pour le budget des prisons.

Les récidivistes auront donc une colonie à part, un surcroit de travaux, un réglement plus sévère. Il est important que la nouvelle incarcération leur fasse regretter les douceurs du premier emprisonnement. On pourra, suivant les besoins de la colonie, établir plusieurs sections où les récidivistes seront classés en raison de leur naturel, de leurs fautes, de leurs forces physiques et de l'utilité que l'on peut en retirer.

Nous voyons avec plaisir que le nouveau Gouvernement, Gouvernement actif, pratique, a déja fait le premier pas dans cette voie, en transformant la peine du bagne en la peine de la transportation, et en offrant une retraite aux forçats libérés: mesure sage, prudente au point de vue des libérés, de la morale et de la sécurité publique.

A tout récidiviste dont la peine n'excède pas un an, la cellule jusqu'à l'expiration. A tout récidiviste dont la peine excède ce terme, la colonie agricole désignée. Aux condamnés aux peines infamantes, récidivistes ou non, une colonie spéciale. Aux libérés des peines infamantes et aux libérés récidivistes succombant après une seconde libération, une colonie viagère.

En conséquence, nous demandons quatre colonies d'expiation. Chaque colonie aura son intimidation. La sévérité des réglements sera en rapport avec le degré de culpabilité ou le caractère de la colonie. Les juges et les jurys, en prononçant la peine, détermineront la colonie où elle sera subie.

Les colons dans la même colonie peuvent être divisés en sections, suivant leurs progrès dans le travail, et dans la régénération qui est le complément de la peine.

TRAVAUX EN COMMUN.

Le premier temps d'épreuve, le confinement solitaire, s'il ne corrige bon gré mal gré, apprend ou force à aimer et à demander le travail, la plus belle consolation de la retraite; il porte à recourir à la religion, à l'embrasser comme appui ou comme jouissance, mais, nous l'avons démontré, l'isolement continu, à longs termes, est une situation anormale, qui ravit par degrés les sentiments élevés et tous les attributs de la noblesse du caractère humain.

La nécessité qui nous porte à la recherche de nos semblables, est une faculté innée de notre système sensible; c'est un penchant particulier, un pouvoir instinctif, une force attractive qui nous entraine involontairement. Toutes les habitudes de la vie fortifient en nous l'envie irrésistible d'être un anneau de cette grande chaine qui met les hommes en rapport. L'agrandissement des facultés physiques et morales d'homme ne peut s'effectuer, s'obtenir que dans la communauté, qui est son élément de civilisation comme de réforme.

Il n'y a que les hommes stupides et farouches qui puissent rester dans la solitude forcée, sans émotions. L'homme intelligent aspire à s'associer à tous les mobiles de sa vanité et de son bien-être. En interrompant toutes relations, si l'on évite la contagion, on fait aussi disparaître tout ce qui donne de la moralité, de l'excellence aux actes de la vie humaine; on détruit le plus beau des sentiments, celui qui donne naissance aux passsions bienveillantes.

Il est certain que les affections pour le bien ont besoin de se compenser, de s'équilibrer entre les individus. Il est aisé de prévoir les avantages de la vie en commun dans un établissement colonial. Nous n'entendons pas parler de la vie en commun de nos maisons d'arrêts départementales, où les professeurs du crime peuvent tenter leur infernal apostolat.

Au début, la réclusion solitaire dompte le détenu, mais, à la longue, elle dépouille sa soumission de toute espèce de moralité, pendant que la réunion pour les travaux, aux champs principalement, et dans les ateliers annexés aux pénitenciers coloniaux, avec la cellule pour discipline, offre l'avantage d'accoutumer le détenu à l'obéissance et de lui donner de cette façon des habitudes sociales.

Nous persévérons à ne vouloir pas rapetisser l'existence de l'homme aux phénomènes nutritifs; il a besoin d'aliments moraux, autrement de rapports intellectuels. Sa vie est d'autant plus parfaite qu'il en multiplie davantage les actes. Que signifie le travail isolé? Quelle est la nature des travaux d'isolement? Conviennent-ils en général aux détenus? Ces travaux peuvent-ils, à la rentrée des condamnés dans la société, servir à pourvoir à leur existence? Ces travaux demandent-ils assez de fatigues du corps pour éteindre les mauvaises passions; et assez d'application et de continuité pour les détourner d'enfanter tant de malheureux projets pour le temps de la libération? Que servent pour la réforme des mouvements purement automatiques? L'homme, d'ailleurs, a besoin d'émulation dans la prison comme dans la vie libre; c'est par l'émulation qu'on obtient tout de lui : émulation dans le travail, émulation dans les pratiques religieuses, émulation à tous les âges et dans toutes les conditions. L'émulation seule soutient et développe les nobles instincts; l'homme n'a plus de mérite; je me défie de sa conduite et de l'expression de ses beaux sentiments, dès-lors que vous lui ôtez ses déterminations volontaires. Il est bon que les phénomènes de la vie s'enchainent. La vie s'étend à mesure que les instruments qui la donnent et l'entretiennent se multiplient et deviennent plus compliqués.

Abandonné à lui-même dans l'étroite enceinte d'une cellule, l'homme n'a point, à proprement parler, de discipline à observer; quand il se tait, il garde un silence obligé; s'il travaille, c'est pour échapper à l'ennui qui l'accable; il obéit bien moins à la régle qu'à l'impossibilité physique d'agir autrement.

Nous accordons à tous les détenus une grande consolation, c'est le travail; car s'ils ne travaillent pas, il faut qu'ils meurent à l'ennui. Et l'oisiveté, jointe à l'ennui, tue l'âme et le corps, pendant que l'occupation fait taire les mauvaises inclinations, aussi bien que les angoisses du désespoir. De plus, le travail bien réglé remplace l'esprit de débauche par l'ordre, la décence et les bonnes mœurs.

Exiger de tous les condamnés le travail, c'est obliger ceux qui n'ont pas de profession d'en apprendre une, c'est leur fermer la source de l'indigence quand ils rentreront dans la société, c'est leur fermer encore la source des vices, et prévenir des crimes nouveaux.

Tous les prisonniers qui ne sont pas complétement dégradés parlent du travail avec reconnaissance.

Mais la plupart des petits travaux, des occupations futiles de l'isolement, ont l'inconvénient de ne pas permettre facilement aux détenus de retrouver, après leur libération, des occupations qui conviennent à leur nouvelle situation, et puissent suffire à leurs besoins. Ce qui occasionne des chômages, qui amène le vagabondage, la misère; situations qui poussent les libérés dans les grandes villes où ils rencontrent partout l'envie et la tentation de recommencer leurs périlleuses et criminelles aventures.

Le travail des champs n'a pas d'égal, c'est le premier dans l'ordre de la nature et des besoins. Le condamné y trouve une certaine liberté. L'exercice de la pioche, de la bêche, du labour, des défrichements, des plantations, etc., en un mot, l'agriculture exerce toutes les puissances physiques de l'homme et ne lui permet pas ces rêves funestes et non interrompus qui l'assaillent dans la retraite et l'inactivité des prisons ordinaires.

La connaissance de l'agriculture l'éloigne, à sa libération, des grandes villes, lui permet toujours de trouver de l'occupation; son placement est plus facile. En dehors de l'agriculture, nous admettons tous les grands travaux de charpente, menuiserie, forge, maçonnerie, marbrerie, confection d'habits, etc., malgré la concurrence prétendue que ces professions peuvent faire aux ouvriers de nos villes et de nos ateliers. Cette objection est par trop spécieuse, et dans sa circulaire sur le travail dans les prisons, M. de Persigny en a fait facilement et habilement justice.

Ce n'est pas ici le lieu de faire de la poésie, et de se livrer à la verve de son imagination, pour décrire l'influence magique de la nature sur tous les êtres de la création, et pour arriver à convaincre nos adversaires en faveur d'un projet dont les essais de la charité privée ont déjà opéré tant de merveilles. C'est que de tous les moralisateurs, le plus puissant, le plus sûr, c'est la fatigue du corps. Quand le corps sue, l'âme aussi s'épure. Si les forces organiques s'accroissent par un travail continu, si l'air revivifie tout et retrempe les plus mauvais tempéraments, cette réaction du bien-être physique rétablit la régularité dans les fonctions de l'entendement aussi bien que dans l'exercice des facultés de l'esprit et du cœur.

Si le vice attire le vice, le bien fait éclater le bien. Chaque système offre son dédommagement, mais il faut choisir la peine qui dégrade le moins et qui peut amener le plus sûrement la restitution morale.

De même qu'une eau croupissante se putréfie, de même l'extrême indolence corrompt les facultés de l'âme. Nos facultés ont besoin d'être remuées par la nature des travaux ou des événements. Malheur à qui ne désire plus rien! Il faut laisser quelques agitations à nos passions, tout en les éclairant et les dirigeant. Les agitations des passions sont comme les vents qui nous font mouvoir; elles servent d'ailes aux vertus comme aux vices.

FIN.

LYON. — Imprimerie de B. BOURSY, grande rue Mercière, 66.

BIBLIOTHEQUE NATIONALE DE FRANCE
3 7531 01705855 4

www.ingramcontent.com/pod-product-compliance
Ingram Content Group UK Ltd.
Pitfield, Milton Keynes, MK11 3LW, UK
UKHW020437230726
13925UKWH00004B/1738

9 782013 670036